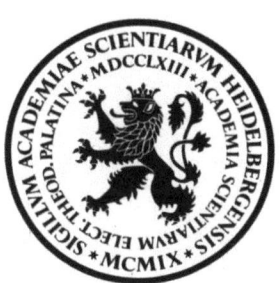

Sitzungsberichte der Heidelberger Akademie der Wissenschaften
Mathematisch-naturwissenschaftliche Klasse
Jahrgang 1992, 2. Abhandlung

Wilhelm Doerr

Komplementarität der Krankheitsforschung bei Mensch und Tier

Was die Pathologie des Menschen
der Lehre von den Krankheiten der Tiere zu danken hat

Vorgelegt in der Sitzung vom 30. November 1991

Springer-Verlag
Berlin Heidelberg New York
London Paris Tokyo
Hong Kong Barcelona
Budapest

Prof. Dr. Dres. h. c. Wilhelm Doerr
em. Direktor des Pathologischen Instituts
der Universität Heidelberg
Im Neuenheimer Feld 220–221
W-6900 Heidelberg

ISBN 978-3-540-55299-4   ISBN 978-3-642-48112-3 (eBook)
DOI 10.1007/978-3-642-48112-3

Die Deutsche Bibliothek – CIP-Einheitsaufnahme
Doerr, Wilhelm: Komplementarität der Krankheitsforschung bei Mensch und Tier / Wilhelm Doerr. –
Berlin; Heidelberg; New York; London; Paris; Tokyo; Hong Kong; Barcelona; Budapest: Springer 1992
(Sitzungsberichte der Heidelberger Akademie der Wissenschaften, Mathematisch-Naturwissenschaftliche Klasse;
Jg. 1992, Abh. 2)
ISBN 978-3-540-55299-4

NE: Heidelberger Akademie der Wissenschaften / Mathematisch-Naturwissenschaftliche Klasse:
     Sitzungsberichte der Heidelberger ...

Dieses Werk ist urheberrechtlich geschützt. Die dadurch begründeten Rechte, insbesondere die der Übersetzung, des Nachdrucks, des Vortrags, der Entnahme von Abbildungen und Tabellen, der Funksendung, der Mikroverfilmung oder der Vervielfältigung auf anderen Wegen und der Speicherung in Datenverarbeitungsanlagen, bleiben, auch bei nur auszugsweiser Verwertung, vorbehalten. Eine Vervielfältigung dieses Werkes oder von Teilen dieses Werkes ist auch im Einzelfall nur in den Grenzen der gesetzlichen Bestimmungen des Urheberrechtsgesetzes der Bundesrepublik Deutschland vom 9. September 1965 in der jeweils gültigen Fassung zulässig. Sie ist grundsätzlich vergütungspflichtig. Zuwiderhandlungen unterliegen den Strafbestimmungen des Urheberrechtsgesetzes.

© Springer-Verlag Berlin Heidelberg 1992

Die Wiedergabe von Gebrauchsnamen, Handelsnamen, Warenbezeichnungen usw. in diesem Werk berechtigt auch ohne besondere Kennzeichnung nicht zu der Annahme, daß solche Namen im Sinne der Warenzeichen- und Markenschutz-Gesetzgebung als frei zu betrachten wären und daher von jedermann benutzt werden dürften.

Produkthaftung: Für Angaben über Dosierungsanweisungen und Applikationsformen kann vom Verlag keine Gewähr übernommen werden. Derartige Angaben müssen vom jeweiligen Anwender im Einzelfall anhand anderer Literaturstellen auf ihre Richtigkeit überprüft werden.

Satz: K+V Fotosatz GmbH, Beerfelden

25/3140-5 4 3 2 1 0 – Gedruckt auf säurefreiem Papier

Herrn Veterinärdirektor Dr. med. vet. Rudolf Glaser, Darmstadt,
der mir die Grundzüge der Pathologie der Haustiere
näher gebracht hat,

zur Vollendung des 85. Lebensjahres, am 11. September 1991,
mit Gruß und Dank und Glückwunsch

Als Festvortrag gehalten am 20. Mai 1991
in Friedrichshafen am Bodensee
anläßlich der 40. Tagung
der Europäischen Gesellschaft für Veterinärpathologie

Kennwort: Res in tantum intelligitur, in quantum amatur!

Es ist mir eine Ehre, in Ihrem Kreise zu sprechen. Ich danke Ihnen, daß ich eine alte Pflicht abtragen darf, die Alternation zwischen Pathologia veterinaria und humana zu charakterisieren. Wer seit Jahrzehnten die „Pathologentage" besucht hat, wird Gelegenheit genommen haben, in das Nachbargebiet hineinzuschauen. Im Anfang reizte das Außergewöhnliche, und erst später, auf der Stufe der persönlichen Reife, erblickte man das Wunderbare im Alltäglichen. Natur ist das Dasein der Dinge, sofern es nach allgemeinen Gesetzen bestimmt ist (KANT). Seit VIRCHOW beherrscht uns das Axiom von der Identität der Gesetzmäßigkeit des Lebens im normalen Zustand der Gesundheit und unter den Bedingungen der Krankheit, welche ohne scharfe Grenze ineinander übergehen. „Wenn also die Lebensforschung, die Biologie, nach den Gesetzmäßigkeiten zu fragen hat, so kann ihr ergänzendes Seitenstück, die Pathologie, die Erforschung des Lebens unter abweichenden Bedingungen keine andere Aufgabe haben" (P. ERNST 1916).

Geht es um die Beziehungen zwischen der Krankheitsforschung bei Tier und Mensch, ist es unerläßlich, *zwei grundsätzliche Bemerkungen* voranzustellen:

1. Im Urzustand der Schöpfung walteten Friede und Eintracht zwischen Mensch und Tier. Erst nach dem Verlust des paradiesischen Ursprungs, genauer: nach der glücklichen Landung der Arche Noahs, wurde das Tier dem Menschen untertan, nämlich zur Nahrung gegeben. Das mosaische Gesetz hatte dennoch ein Herz, nicht nur für die wirtschaftlich Schwachen, es schloß die Tiere mit ein. „Was ist und gilt dem Menschen das Tier?" (E. HEILBORN 1905). Und in den Sprüchen SALOMOs heißt es: „Der Gerechte erbarmt sich seines Viehs". Franz von ASSISI und Albert SCHWEITZER scheinen die einzigen Namen, mit denen die christliche Kirche in einer der Würde der Kreatur angemessenen Weise zum Problem der „Mitgeschöpflichkeit" Stellung nimmt (KÖBERLE 1979).

Von SCHWEITZER stammt das situationskritisch interessante, schlagende Wort: Wie die Hausfrau, die die Stube gescheuert hat, Sorge trägt, daß die Tür zu ist, damit ja nicht der Haushund hereinkommt und das getane Werk durch die Spuren seiner Pfoten entstellt, also wachen die europäischen Denker darüber, daß ihnen keine Tiere in der Ethik herumlaufen.

2. Paul DUBOIS, der Gewährsmann des Psychiaters BUMKE (1948), hatte formuliert: Zwischen Menschen-Medizin und Tierarzneikunde besteht nur noch ein Unterschied hinsichtlich der „Kundschaft". Das Gehirn sondere die Gedanken ab wie die Leber die Galle!

Zwischen diesen beiden Extremen haben wir uns zu bewegen. Situationskritisch heißt dies wohl, die sog. Eigenwelt des Tieres ist zwar postuliert, aber ihre Wertigkeit nicht allgemein-verbindlich ausgemacht. Wir Pathologen haben ein eigenes Wissenschaftsverständnis. Wir sind Ärzte mit besonderem Auftrag. Genaugenommen möchten wir die Krankheiten abschaffen. *Ihnen*, verehrte Collegen rebus in pathologiae animalium, ist dies ja auch streckenweise gelungen, *wir* waren nicht ganz so erfolgreich.

Ich möchte meinen Auftrag zu lösen versuchen:
I. durch einige Worte zu den und über die großen Persönlichkeiten, welche unsere Fächer durch ihre Arbeiten verbinden;
II. durch Anmerkungen zu den tragenden Themen Ihrer Jahresverhandlungen;
III. durch paradiagmatische Herausstellung ausgewählter Beobachtungen und endlich
IV. zu der Frage Stellung nehmen, gibt es spezieseigentümliche Beobachtungen, d. h. patho-anatomische Befunde, die in aller Regel so *und nur so* beim Menschen vorkommen?

Zu I:
Ich hatte in den 30er Jahren studiert. Mein Doktorvater und (erster) akademischer Lehrer, Professor Alexander SCHMINCKE in Heidelberg, hatte in seiner eigenen Assistentenzeit bei Philipp STÖHR sen. (in Würzburg) vergleichende Anatomie getrieben. Er hatte (um 1907) die Liebe zur vergleichenden Betrachtung auf dem Feld der wissenschaftlichen Morphologie in die pathologische Anatomie übertragen. So legte er mir nahe, das Handbuch von JOEST zu erwerben, was, sobald dies möglich wurde, geschah. Damit hatte ich Ernst JOEST, gleichsam als „Erzvater Jakob" der pathologischen Anatomie der Haustiere, kennengelernt, freilich 11 Jahre nach seinem 1926 erfolgten Tod. Die 2. Auflage des 2. Bandes seines Handbuches, besorgt durch Johannes DOBBERSTEIN, dem ich 17 Jahre später in Berlin persönlich begegnen durfte, war gerade erschienen. Die Bornasche Pferdekrankheit, die SCHMINCKE natürlich in ASCHOFFs Lehrbuch zitiert hatte, war dort abgehandelt, die JOEST-DEGENschen Kerneinschlußkörperchen waren abgebildet.

Was mich faszinierte, war, daß Hugo SPATZ, der weithin anerkannte Hirnforscher, die Bornasche Krankheit in die Gruppe IV seiner Encephalitis-Einteilung (nach sog. Ausbreitungsmustern) subsummierte, daß hier also Dokumente einer echten Homologie zwischen Menschen- und Tierpathologie gegeben waren.

Zwei *Kardinaltugenden* sollen JOEST eigen gewesen sein: Exaktheit und Fleiß in der Kleinarbeit des Alltags sowie Großzügigkeit in der Konzeption wissenschaftlicher Unternehmungen!

Ich glaube, in der Persönlichkeit von JOEST eine Schlüsselfigur erblicken zu dürfen, weil von seiner Werkstatt aus mächtige Impulse der Interaktion zwischen Human- und Animalischer Pathologie ausgegangen waren.

Ich nenne im folgenden einige Pioniere der Pathologie, die tatsächlich *zwischen* den Disziplinen gestanden hatten:

Carl Friedrich von HEUSINGER (geb. 1792 Farnroda/Thür.) und seine 2bändigen Recherches de Pathologie comparée (CASSEL 1847). Persönlichkeit und Werk fanden eine ausgezeichnete Darstellung in Band 1 der Deutschen Zeitschrift für Thiermedizin und vergleichende Pathologie (Leipzig: F.C.W. VOGEL 1875).

Otto von BOLLINGER (geb. 1843 Altenkirchen/Rheinpfalz). Er habilitierte sich in München (1870) mit einer Arbeit „Die Kolik der Pferde und das Wurmaneurysma der Eingeweidearterien", gründete 1875 die (schon genannte) Dtsch. Zschr. Thiermedizin und vergleichende Pathologie, war sechs Jahre Ordinarius an der damaligen Veterinärschule München, wurde 1880 Direktor des Pathologischen Institutes der Medizinischen Fakultät München und im Jahre 1908 Rector magnificus. Seine noch heute lesenswerte Rektoratsrede „Wandlungen der Medizin und des Ärztestandes in den letzten 50 Jahren" stellt ein Stück Kulturgeschichte dar: Die Chirurgie sei die bewunderungswürdige Kunstleistung des menschlichen Geistes; sie überrage die viel bewunderten Errungenschaften der Technik um ebensoviel, als der menschliche Organismus feiner und komplizierter zusammengesetzt ist, als die sinnreichste Maschine! Aber auch die großen Tierseuchen seien teils ausgerottet, teils auf ein Minimum zurückgegangen (Rinderpest, Lungenseuche, Rotz, Milzbrand). Der wahre Arzt dürfe nicht „im Gewerbe untergehen", er könne niemals „zu den Gewerbetreibenden gehören". In der Humanmedizin lebt sein Name in Verbindung mit den Begriffen „idiopathische Herzhypertrophie" und „Spätapoplexie" fort. Kein geringerer als Robert RÖSSLE in Berlin war sein Schüler. Dieser hat ihm einen warmherzigen Nachruf gewidmet. Darin findet sich der bemerkenswerte Satz: „Die Art seines" (BOLLINGERs) „Humors und sein Verständnis für Lebensgenuß verrieten wie seine Sprache seine Herkunft aus der Rheinpfalz" (sic!).

Felix Victor BIRCH-HIRSCHFELD (geb. 1842), weiland Professor ordinarius in Leipzig (1885–1899), war Herausgeber eines in fünf Auflagen erschienenen Lehrbuches der pathologischen Anatomie in zwei Bänden, dessen erste Auflage 1877, dessen fünfte 1896 erschienen war. „Es sollte die Mitte halten zwischen der behaglichen Breite des Handbuchs und der trockenen Knappheit des Compendiums". Es muß deshalb hier genannt werden, weil in der 4. (1889) und 5. Auflage (1896) Albert JOHNE (Dresden) den 120 Seiten starken Abschnitt „Tierische und pflanzliche Parasiten" geschrieben hatte. Sie kennen die „Johnesche Krankheit". Aber auch JOHNEs Darstellung der Geschichte der menschlichen Tuberkulose ist großartig, was die Klarheit der Formulierung und die Zuverlässigkeit der Befunde anbetrifft. Geradezu klassisch ist seine Aussage: „Die Identität der bei Menschen und Thieren vorkommenden tuberkulösen Prozesse kann als feststehend betrachtet werden". LANGHANSsche Riesenzellen seien letzten Endes Fremdkörperriesenzellen. Spezifische Elemente der tuberkulösen Herde seien nur die Tuberkelbakterien! — Ich nenne sodann

Bernhard BANG (geb. 1848), Arzt und Tierarzt, Professor der pathologischen Anatomie an der tierärztlichen Hochschule Kopenhagen. Jeder kennt ihn von der Klärung des seuchenhaften Abortes, der Pathologe aber verdankt ihm die Darstellung des Nodus rheumaticus, eines bestimmt-charakterisierbaren Granulomes in der Umgebung der Extremitätengelenke, gebunden an Sehnen und Schleimbeutel, BANG war damals noch — 1880 — Prosektor am Königin Louisen-Hospital in Kopenhagen, und seine Entdeckung findet sich in einer Abhandlung von HIRSCHSPRUNG.

Folke HENSCHEN (geb. 1881), Professor der Pathologia veterinarium von 1916–1920, alsdann der Pathologia hominum in Stockholm, war in Deutschland ausgebildet, nämlich von 1911–1912 bei Felix MARCHAND in Leipzig, 1913 bei Ludwig PICK in Berlin, 1915 bei Max ASKANAZY in Genf und 1916 bei JOEST, damals noch in Dresden. HENSCHEN war von 1912 bis zu seinem Tod (1977) Mitglied der Deutschen Gesellschaft für Pathologie. Er war weltweit erfahren, die Streubreite der wissenschaftlichen Arbeiten außerordentlich. Seine Bücher über Probleme der „historisch-geographischen Pathologie" sind faszinierend (DOERR 1979). Zu seinen frühen Arbeiten gehört sein Handbuchbeitrag „Blutbildende Organe" (im 5. Band von JOESTs Standardwerk, 1929). Die Pathologen meiner Generation kannten ihn gut. Ich hatte direkten Kontakt mit HENSCHEN wegen seiner Studien zur Pathologie des menschlichen Schädels und besonders zur Pathomorphose. Sein bedeutendster veterinärpathologischer Schüler, wenn ich recht sehe, war Albert HJÄRRE (1897–1958).

Ein Mann besonderer Gestaltungskraft war Paul COHRS (geb. 1897 in Oederan). Ich kannte ihn persönlich seit 1944; wir standen immer in Verbindung; im Februar 1945 hielt ich in seinem Institut in Hannover einen Vortrag über die häufigsten Kriegsseuchen (vor jungen Veterinäroffizieren), er hinwiederum sprach 1959 bei mir in Kiel über Anthropozoonosen. Wir blieben in Kontakt bis zu seinem Tode (1977) und tauschten uns immer wieder einmal aus über den „plötzlichen Herztod" beim Schwein.

Ich habe mir erlaubt, hic et nunc nur über diejenigen *Gestalter einer Pathologie als Wissenschaft* zu sprechen, die tatsächlich zwischen unseren Fachrichtungen standen, also gleichsam „körperlich" das Hin und Her der Befunde, der Tatsachen, aber auch Meinungen repräsentierten.

Zu II:
Wenn man die Reihe Ihrer Verhandlungen „ab urbe condita" übersieht, — Ihr Präsident, Herr Andreas POSPISCHIL, war so freundlich, mir eine Bibliographie der Tagungsberichte zur Verfügung zu stellen, — dann zeichnen sich mehrere

Hauptthemen ab, die für den konventionellen Humanpathologen interessant, für die heutigen Bemühungen, die *Interactiones* herauszuarbeiten, essentiell sind. Ich bringe eine Auswahl:

Zuerst die vergleichende Pathologie. Sie entspricht dem Ariadnefaden, der durch die „Fülle der Gesichte" pathischer Lebensäußerungen führt. Ich nenne die Bemühungen von Johannes DOBBERSTEIN, zuerst 1953 (Marburg) um die vergleichende Häufigkeit, Lokalisation und Morphologie der *Geschwülste*. Für mich, den „Menschenarzt" war interessant, daß Chorionepitheliome und Grawitztumoren bei den Veterinae nicht vorkommen; daß Krebse der Verdauungsorgane im Tierreich eher selten sind; daß jede Tierart eine bestimmte organverschiedene Krebsanfälligkeit besitzt. Später, 1957 (Bad Nauheim), hatte DOBBERSTEIN, gemeinsam mit PALLASKE, WINQVIST, KÖHLER und Frau GYLSTORFF-SASSENHOFF die vergleichende nosologische Stellung der *Leukosen* bei Mensch und Tier in Angriff genommen. Man kam trotz der betonten Verschiedenheit der ätiologischen Bedingungen zu der Aussage: Leukosen bei Mensch und Tier seien „homologe" Erkrankungen. Das Vorliegen einer Homologie wird durch Anwendung bestimmter „Homologiekriterien" gesichert (DOERR 1979). Sie ist heuristisch wertvoll und als Verständigungsmittel zur Charakterisierung vergleichbarer Sachverhalte geeignet. In das Jahr 1960 fällt die Schlüsselarbeit DOBBERSTEINs über die „Phylogenese der Entzündung der Wirbeltiere". Sie erschien in den Abhandlungen der Deutschen Akademie der Wissenschaften zu Berlin, gehört also unmittelbar nicht – natürlich nicht – in die Reihe Ihrer Verhandlungen. Aber sie darf als *magna charta* der Entzündungslehre verstanden werden und hatte bestimmenden Einfluß auf die Gestaltung Ihrer Tagungen. *1963* in Basel hatten Sie die verschiedenen Granulome, entstanden im Ablauf sogenannter *spezifischer Entzündungen* erörtert: PALLASKE bei Tuberkulose und tuberkuloiden Erkrankungen; Frau GYLSTORFF bei aviärer Tuberkulose, Pseudotuberkulose, Coligranulom des Huhnes; FRANKHAUSER und LUGINBÜHL bei Parasitenbefall des Gehirns. Herr IPPEN bezeichnete das Epitheloidzellgranulom als die phylogenetisch älteste Gewebereaktion. *1964* in Salzburg griff DOBBERSTEIN nochmals in die Auseinandersetzung ein: In seinen „*Grundproblemen der vergleichenden Pathologie*" machte er klar, daß Mißbildungen, Ernährungsstörungen (Avitaminosen), Entzündungen, aber auch hormonelle Erkrankungen und Geschwülste bei *allen* Wirbeltieren vorkommen, daß aber bei den Arten, Gattungen, Ordnungen und Klassen verschiedene Reaktionsweisen ausgebildet sind! Je langsamer sich eine Tierart entwickelt hatte, je später sie zur Fortpflanzung gelangt, desto mehr sei sie auf die Entzündung als Abwehrreaktion angewiesen. Die einzige Möglichkeit, Klarheit über die Evolution der entzündlichen Krankheiten zu erhalten, sei die vergleichende Betrachtung ein und derselben Erkrankung bei möglichst vielen, verschieden hoch organisierten Tierarten! Plasmazelluläre Reaktionen seien phylogenetisch uralt, hyperergische Entzündungen ganz jung. Im gleichen Jahr (1964) erschien die ausgezeichnete Akademiearbeit von IPPEN über die Tuberkulose der Kaltblüter. Ihre Ergebnisse waren von Bedeutung für die Salzburger Debatte. *1966* in Heidelberg ging es zwar noch *ein*mal um die vergleichende Pathologie der Entzündung. *Jetzt* aber hielt die Immunhistologie (MATTHIAS) Einzug in die veterinärpathologische Diagnostik. Sie wurde in wenigen Jahren zu einem zuverlässigen Instrument der pathogenetischen Diagnostik großer Organkrankheiten, z. B. der Glomerulonephritis (TRAUTWEIN 1972).

Ich lasse einige Anmerkungen zu Verhandlungspunkten aus dem Kreis der *speziellen pathologischen Anatomie* folgen: Ich bringe das Referat von Albert HJÄRRE *(1952)* über toxische *Leberdystrophie* bei Schwein, Schaf und Pferd sowie den Bericht von RUBARTH über die Hepatitis contagiosa canis in Erinnerung. Wenig später *(1954)* ging es um *neurotrope Viruskrankheiten*, ein perpetuiertes Thema bis zur Stunde. PAARMANN demonstrierte lymphozytäre Infiltrate bei der Tollwut in Leber, Nieren, Pankreas, Herz- und Skelettmuskulatur, FLIR myokarditische Veränderungen bei Morbus Aujeszky, Frau GYLSTORFF entzündliche Reaktionen des Hirnstammes bei Laryngotracheitis der Katze, Herr MESSOW erörterte die Dignität entzündlicher Infiltrate der vegetativen Ganglienzellen im Ablauf der Schweinepest. Die Tagung *1960* (München) stand im Zeichen der *Pathologie der Lungen:* Paul COHRS und Willy GIESE rangen um die Typologie der vorwiegend interstitiellen Pneumonie bei Tier und Mensch; sie konnten eine bemerkenswerte Ähnlichkeit nachweisen. Harro KÖHLER berichtete über chronische Atemwegserkrankungen beim Huhn und demonstrierte histiozytäre Infiltrate als Beleg für die entzündliche Defensivreaktion. Herr WEISS zeigte prachtvolle Cholesterinablagerungen in der Lunge mit Toutonschen Riesenzellen. Sehr viel später *(1981; 1984)* demonstrierte der „bipolare" Fachcollege BRUNNER phylogenetische Reminiszenzen in der Ausgestaltung der Bronchialwände, nämlich aviäre intraepitheliale Schleimdrüsenrelikte und Besonderheiten der bronchialen Basalmembranen („Primatentyp" der BM).

Die Erkrankungen von *Herz und Blutgefäßen* wurden verständlicherweise immer wieder besprochen. Herr DETWEILER fand unter 5000 Hunden in Philadelphia in 9 bis 10% kardiovaskuläre Erkrankungen. Tatsächlich kommen bei den Haustieren alle Herzmißbildungen vor, die vom Menschen her bekannt sind: Bulbus-Truncus-Mißbildungen (GODGLÜCK 1961); Transposition von Aorta und Pulmonalis (STILLER 1961); Ostium atrioventriculare commune (van NIE 1961); Defekte der Kammerscheidewand beim Huhn (GYLSTORFF 1961). Der plötzliche Herztod des Schweins wurde als Folge einer akuten NNR-Insuffizienz (GRIEM 1955; MATTHIAS 1961), als Folge einer Hyperthyreose (COHRS 1962) und als Domestikationsschaden (PALLASKE) aufgefaßt. Über Endokarditis berichteten STÜNZI und RENK, über die formale Pathogenese v. ALBERTINI (Tagung 1961 in Münster). Besonders eindrucksvoll waren die Mitteilungen von GUARDA über Coronartod durch Sklerose infolge psychosozialem Streß bei Gemsen und Steinböcken (1976; 1982). Verkalkende Sklerosen hatte MÜLLER (Bern) bei Zoo-Tieren beobachtet (1974). Ich erinnere an die großen Berichte von DAHME und GRÜNBERG über nicht-entzündliche Schlagadererkrankungen (1961) und die erregenden Beobachtungen betreffend die Spontanrupturen von Aorta und Pulmonalis (SILLER 1961; HOFMANN 1971, 1972; v. d. LINDE-SIPMANN 1983).

Ein Thema, das übergreifende Beachtung verdient, behandelte die *Umweltschäden* im Haustierbestand durch Fabrikgase und Rauch (COHRS 1956), durch Holzschutzmittel (Rodentizide, Fungizide, Insektizide; KÖHLER 1956), durch Chlornaphthalin bei Rindern (PALLASKE), Pflanzenschutzstoffe beim Geflügel (GYLSTORFF-SASSENHOFF) oder durch Glysanthin bei Hunden (v. SANDERSLEBEN), — alles Referate auf der Düsseldorfer Tagung (1956). Wer sich in deren Studium versenkt, trifft auf die älteren erregenden Arbeiten von OLAFSON und MCENTEE (1951), BELL (1952), vor allem von Harro KÖHLER (1953) über die mächtigen Hyperkeratosen durch Holzschutzmittel.

Die Veterinärpathologen hatten also 30 Jahre vor der aktuellen, öffentlichen, durch politische oder weltanschauliche Ziele aufgeheizten Debatte auf den Komplex der „toxischen Gesamtsituation" aufmerksam gemacht!
Meine, durch uneingeschränkte Hochachtung vor Ihren Bemühungen um Fragen der speziellen Pathologie der Veterinae gesteuerte Durchforschung Ihrer Verhandlungsberichte seien durch zwei *abschließende Bemerkungen* ergänzt: Vor mir liegen die drei Tabellen von SCHULTE über „Tumor und Trauma" betreffend 37 einschlägige Fälle, präsentiert auf der Marburger Tagung 1953! Gerade diese Zusammenstellung hatte eine damals nicht geahnte Fernwirkung für das humanpathologische Gutachterwesen. Schließlich darf ich folgende Fallmitteilungen — Kasuistik ist die Würze des ärztlichen Alltags — nennen: LOPPNOW berichtete 1960 in München über Lymphogranulomatose beim Hund, GUARDA 1974 in Interlaken über das Herzgranulom bei Hühnern. Mögen derlei Befunde wie immer zu deuten sein; sie regen zum Nachdenken an.

Zu III:
Ich möchte durch *zwei große Ereignisabläufe* — sog. Geschehensabläufe in erdgeschichtlichen Zeiten — wie durch große Naturbeispiele zeigen, wie innig tierische und menschliche Lebensgestaltung zusammenhängen. Als Charles DARWIN 1837 von seiner berühmten Reise zurückkehrte, schrieb er: Die Tiere könnten teilhaben an unserem Ursprung aus einem gemeinsamen Vorhaben. DARWIN hat uns zwei Theorien hinterlassen, die Deszendenz- und die Selektionstheorie. Erstere hebt ab auf die subtile Kenntnis der Verwandtschaft der Lebewesen, letztere versucht, kausale Mechanismen zu erhellen. Wir Pathologen sind Morphologen; Morphologie ist historische Ereignislehre. Gestaltenlehre ist Dokumentarwissenschaft. Wer zwischen den Beobachtungsfeldern — Menschenpathologie ./. Pathologie der Tiere schlechthin — steht, muß sich üben in der Dokumentarwissenschaft. Ich möchte Ihnen sichtbar machen, inwiefern die Evolution eine Bedeutung für bestimmte patho-anatomische Phänomene haben kann. Im *Devon* — vor 250 Millionen Jahren — dürfte es zu einer evolutiven Explosion gekommen sein: Jetzt entstanden Knochenfische, Lungenfische, wenig später Amphibien und die quadratschädeligen Eryopstiere. In der *Steinkohlenzeit* wurde der entscheidende evolutive Schritt getan. Es erschien das Amniotenei. Dadurch wurden die landlebenden Wirbeltiere von jeder Abhängigkeit von Meeren und Seen befreit. Im *Trias* kehrten landleben-

de Tetrapoden wieder in das Wasser zurück. Die Lungenatmung aber wurde nie mehr aufgegeben. Das Tier-Mensch-Übergangsfeld ist im *Pliozän* zu vermuten, also vor 10 Millionen Jahren. Bis in diese Zeit reichen die Wegmarken stammesgeschichtlicher Penetranz. Ich will natürlich nicht von Atavismen sprechen, auch nicht über die Schritte auf dem Weg der Menschwerdung, so interessant derlei immer wieder ist. Ich habe geschwankt, ob ich Ihnen über die Wirbeltheorie des Schädels oder über Konstruktionsschwächen des Wirbeltier*herzens* berichten sollte. Ich bleibe „beherzt". Ursachen und Mechanismen der Zweiteilung des Wirbeltierherzens bringen den Schlüssel zum Verständnis einer unerhörten Konstruktion: Das primitive Wirbeltierherz, etwa der Teleosteer, zeigt eine kaudokraniale, venoarterielle, träge Kontraktion. Es ist metameral gebaut; eine antimerale Gliederung tritt erst bei Amphibien auf. Bluttransport sowie die Differenzierung von Art und Ort der Sauerstoffaufnahme stehen in einem inneren Verhältnis. Vögel und Säuger besitzen ein Lungenherz mit voller Atmungskapazität. Indem das muskuläre Herz von einem Rohr zu einer Schleife umgewandelt wurde, trat ein eigenartiger Vorgang ein: Die Blutstromfäden fingen an, einander zu umschlingen. Infolge hiervon kam es zu einer torquierten Führung der beiden Kreisläufe, nämlich zur Organisation der Austausch- *und* Parallelschaltung von Lungen- und Körperblutbahn. Die Anlage der Herzkammern besteht aus zwei Metameren, einem proximalen, aus dem später die Einflußbahn, einem distalen, aus dem die Ausflußbahn der definitiven Kammern hervorgeht. Diese werden eigenartig gegeneinander, gleichsam ineinander verschoben, so daß schlußendlich ein kompliziert gebautes muskuläres Hohlorgan entsteht. Die definitive rechte Herzkammer ist das originäre Element, das Paläomyokard, die linke ein verlagertes Bauelement, das Neomyokard. Es lag ursprünglich juxtaponiert, wurde aber im Ductus der Zweiteilung des Herzens anteponiert. Die fertige linke Kammer des Säugetier- und natürlich auch des Menschenherzens trägt die Züge sog. *Heterochronie*. Ich verstehe darunter die Tatsache, daß phylogenetisch alte und phylogenetisch junge organismische Strukturen zu einer funktionellen Gemeinsamkeit hatten zusammentreten müssen, ohne daß die geweblichen Reifegrade der Bausteineinheiten hätten zeitgerecht adaptiert werden können. Damit hängen die Entstehungsbedingungen dreier kardialer Störungsgruppen zusammen:

Das Rechts-Links-Problem der Schädigungsmuster am fertigen Säugetierherzen;
die bevorzugte topographische Bindung der Herzinfarkte;
die atrioventrikulären Nebenverbindungen und gelegentlichen „Epithelkiele" am AV-Knoten.

Sir Arthur KEITH, jener glänzende britische Anatom, Anthropologe und Kenner der vergleichenden Histologie, hatte 1905 die Frage aufgeworfen, wie es sein könne, daß an einer phylogenetisch jungen Stelle – der dorsalen Atrioventrikularregion – ein uralter Muskel, eben der Aschoff-Tawara-Knoten läge. Die pacemaker-Zelle stelle also den Prototyp des historischen reizbildenden Muskelgewebes dar.

Die spezifische Muskulatur kommt daher nur im alten Herzbereich, vorwiegend in der rechten Kammer, vor. Die rechte Kranzschlagader ist die ältere; sie versorgt im Regelfall die Reizbildungszentren und das Hissche Bündel.

Das Prinzip der Heterochronie eignet im Grundsatz allen höheren Organen – Gehirn, Neuroendokrinium, menschlichem Schädel und Achsenskelett. Es hat einen besonderen Stellenwert für die formale Pathogenese paralleler Krankheitsvorgänge bei Mensch und Tier. Seine Handhabung setzt eine gute Beherrschung der vergleichenden Anatomie voraus (D. STARCK 1985).

Das *Geschwulstproblem* ist einer zellularen und einer organismischen Betrachtung zugänglich. Krankheit kam nicht erst mit dem Menschen auf die Erde. Hat es Geschwülste auch bei niederen Tieren gegeben? 97% der auf unserem Planeten angesiedelten Lebewesen gehören in die Formenkreise der Wirbellosen (KRIEG 1968). Die meisten Tumoren der Avertebraten sind von den Insekten bekannt (KAISER 1965). Insekten sind die artenreichste Klasse des Tierreichs. Der Zoologe Otto PFLUGFELDER (1954) hat seine Beobachtungen planmäßig zusammengestellt. Nur bei Mollusken, Arthropoden und Chordaten kommen Geschwülste vor (SCHARRER und SZABO-LOCHHEAD 1950; KRIEG 1969, 1973; SCHÄPERCLAUS 1979). 18% der Arbeitsbienen tragen Geschwülste des Dünndarms (ZANDER 1947; BORCHERT 1950; JORDAN 1966). Dagegen wurden Geschwülste nie beobachtet bei zellkonstanten Tieren (Rotatorien; Acanthocephali; Nematoden). Fische, Amphibien, Reptilien, Vögel und Säuger bringen natürlich alle diejenigen Geschwülste, mit denen sich der Pathologe in aller Regel beschäftigen muß. *Aber:* Sind soziale Insekten (Ameisen, Termiten, Bienen) besonders tumorgefährdet? *Grundsätzlich Ja!* – Geschwülste sind erdgeschichtlich alte Vorkommnisse. Werden diejenigen Organe der Wirbeltiere, die eine exzessive intermitotische Regeneration aufbringen müssen, mehr als andere von Krebs befallen? Ich denke besonders an das Euter der Milchkühe. Auch unter Berücksichtigung der specieseigentümlichen Biorheuse darf man sagen: *Eigentlich nicht!*

Wie also ist die Tumorfähigkeit im Tierreich einzuschätzen? Der zu seiner Zeit sehr berühmt gewesene Zoologe Jürgen HARMS hatte vor bald 70 Jahren über die „*Individualzyklen*" als Grundlage für die Erforschung alles biologischen Geschehens berichtet. HARMS meinte, die Herausarbeitung der Individualzyklen sei etwas ähnliches wie die Erkennung einer Syzygiologie, also einer Zusammenhangslehre, einer elementaren Konstitution. Danach hätte man zu unterscheiden:

1. labile regulative Tierformen   – sehr gute Regeneration;
2. halbstabile Tierformen   – nur Ansätze einer Regeneration;
3. stabile Tierformen   – keine Regeneration;

Geschwülste treten nur bei halbstabilen Tierformen auf. Halbstabil sind solche Species, bei denen sowohl regulative als zellkonstante Eigenschaften vereint auftreten. Bei den Wirbellosen werden diese Verhältnisse nur bei 44 Arten gefunden. Diese sind also tumorfähig und eignen sich auch für experimentelle onkologische Fragestellungen. Weder bei zellkonstanten Tieren, noch bei Arten mit ungeheuerer Regenerationskraft, den sog. Regulationstypen, kommen Geschwülste vor. Danach gibt es also zwei Tierformen, bei denen das Geschwulstkapitel gleichsam gänzlich ausfällt.

Bei allen „halbstabilen" Zellsystemen, d. h. bei den Vertebraten und den Menschen, werden Reize inadäquat beantwortet, dadurch entstehen Geschwülste! Die Zuordnung tierischen Lebens zu einem der drei Individualzyklen bestimmt das Elementarprogramm des somatischen Fatum, – unseres und unserer Veterinae Schicksal.

Die Zugehörigkeit des Menschen zur Biosphäre ist unbestritten. Alles Leben entwickelt sich aus einem gemeinsamen Ursprung. Die Grundeigenschaften lebender Systeme sind Metabolismus, Selbstreproduktivität und Mutabilität. Das Gen ist die Einheit der Vererbung, das Individuum die Einheit der Selektion, die biologische Art die Einheit der Evolution. An allen drei Einheiten greift die Pathologie an, nur das Ergebnis der pathologischen Leistung ist verschieden. Dies sind Grundfragen der Pathogenese, ein „richtiger" Pathologe muß sie immer durchdenken. Die Gentechnologie trifft uns nicht unvorbereitet!

Zu IV:

Lassen Sie mich zur *praktischen Seite meines Auftrages* zurückkehren und einige wenige Fragen ansprechen, die die innige Verbindung von Krankheiten bei Tier und Mensch in besonderer Weise sichtbar werden lassen. Ich möchte einiges zu *entzündlichen Allgemeinkrankheiten* sagen, die Frage ansprechen, ob man auch ohne Erregernachweis (direkten oder serologischen), also ex post und als Obduzent, zu einer klaren Beurteilung einer nosologischen Entität vordringen kann, endlich aber darlegen: Gibt es wirklich speciseigentümliche, d. h. *nur* beim Menschen oder aber *nur* beim Tier vorkommende Krankheiten?

Im Frühjahr 1943 sezierte ich in Rußland einen 31 Jahre alt gewordenen deutschen Soldaten, der in einem Seuchenlazarett an einem sepsisähnlichen Prozeß verstorben war. Ich fand bronchopulmonale entzündlich alterierte, zentral nekrotisierte Lymphknoten. Während eines kurzen Heimaturlaubes legte ich die Schnitte meinem Lehrer Professor Alexander SCHMINCKE vor. Er erklärte, daß es sich bei unstreitig gegebener Ähnlichkeit bestimmt nicht um eine Tuberkulose handeln würde. Der Fall wurde als *Tularämie* aufgefaßt und veröffentlicht (NORDMANN und DOERR 1944/45). Die Agglutination auf Pasteurella tularensis war positiv (1 : 80 + +), alle anderen mikrobiologischen Untersuchungen waren und blieben negativ. Dennoch plagten mich Zweifel. Im Sommer 1944 konsultierte ich P. COHRS. *Der* brachte Hilfe, kannte sich aus und erteilte mir ein Privatissimum über Tularämie und verwandte Granulome, kurz: Pseudotuberkulosen. Derart bereichert, konnte ich später in Kiel 1958 eine kleine Endemie auf der Halbinsel Eiderstedt und noch viel später, Heidelberg 1966, Einzelfälle von Tularämie in der Gegend von Heilbronn entdecken und dem staunenden Hygieniker meine Diagnose präsentieren *vor* dessen bakteriologischer Bestätigung. Das eigentlich Bemerkenswerte, jenseits aller Entdeckerfreude aber, war mein Kontakt mit den Prinzipien sog. *Geomedizin* (JUSATZ 1984). Diese befaßt sich unter Berücksichtigung der Ergebnisse der Hygiene, Mikrobiologie, Pathologie und Parasitologie mit der Erforschung der Ursachen für die örtlichen und zeitlichen Bindungen von Krankheitsvorgängen an Erscheinungen der sog. Geosphäre. Das Tularämievorkommen in den niederschlagsarmen Gebieten, ihre Wanderung von Ost nach West, folgend dem Befall der kleinen Nager (Feldmäuse), war ein unglaublich eindrucksvolles Beispiel. Diese Einsichten verdanke ich Paul COHRS, Ihrem großen Fachvertreter, und Ernst RODENWALDT, dem früheren Heidelberger Hygieniker.

Mutatis mutandis, ähnliche vergleichbare Prozesse liegen vor bei der Zeckenencephalitis (H. W. DOERR 1978), den Virus-, den Mykoplasmenpneumonien, aber auch den epithelassoziierten Virusbefallskrankheiten, den Immunocytopathien bis hin zum Burkitt-Lymphom, ja dem Kaposi-Sarkom als Spätfolge der erworbenen Immundefektkrankheit.

Einfacher, schlagender und bestürzender sind die Erfahrungen betreffend den Wandel der *Salmonellosen* (HOF 1991). Wer als Humanpathologe eingedacht ist, entlarvt immer wieder einmal einen Einzelfall mit „Typhusknötchen" im diagnostischen Leberpunktat! Seltener und erregender sind *Paratuberkulose*, also die Johnesche Krankheit, bei Schaf und Ziege (POHLENZ 1991), die ich in einem Sektionsfall betreffend ein Bauernkind aus der Rheinpfalz gefunden habe, die *Katzenkratzkrankheit*, die Maßhoff-Knappsche *Lymphadenitis mesenterialis necroticans* (GSELL; KNAPP), – beide sehr typisch beim Menschen –, aber auch die *Mykobakteriose beim Hausschwein* durch Verfütterung von (durch Mycobacterium avium intracellulare kontaminierte) Teigabfällen (DALCHOW 1988). Was den Humanpathologen gelegentlich quälend belastet, ist die Pflicht, zwischen produktiver Lymphknotentuberkulose, dem epitheloidzelligen sklerosierenden Granulom (Morbus Besnier-Boeck-Schaumann) und den sarcoid-like-lesions zu unterscheiden. Seitdem wir eine differenziertere immunologische Technik besitzen (GOVAN et al. 1991), mit monoklonalen Antikörpern arbeiten, im ELISA-Verfahren Antigene und Antikörper (durch Einsatz der Immunfluoreszenz) sichtbar machen können, läßt sich zeigen, daß bestimmte Adhäsionsmoleküle (CD11b = alpha$_2$-Kette eines beta$_2$-Integrins) auf den Epitheloidzellen bei Morbus Boeck stärker exprimiert werden als auf denen der banalen Tuberkulose[1]. Wir können also mit größerer diagnostischer Sicherheit arbeiten.

Schließlich darf ich auf die außerordentlich vermehrten Gesundheitsprobleme durch *Parasitenbefall* hinweisen. Die hemmungslose Reiselust der Menschen unserer Tage, vielfach abreagiert ohne ausreichende Vorbereitung, konfrontiert uns mit früher kaum für möglich gehaltenen diagnostischen Aufgaben. Dagegen sind unsere einheimischen Parasitosen, auch wenn sie sozusagen neu sind oder wieder entdeckt wurden, – ich nenne die Anisakidose (die Heringswurmkrankheit) nahezu harmlos (SEITZ 1990).

---

[1] Ich verdanke Herrn Professor Dr. Peter MÖLLER, Pathologisches Institut Heidelberg, alle Hinweise, einschlägige Untersuchungen und reiche Belehrung.

Im *Alltag des Obduzenten* ist immer wieder die Frage zu klären, welcher Ätiologie eine große Organkrankheit – *Myokarditis, Encephalitis* – gewesen war. Klinische Angaben sind oft nicht ausreichend. Ich selbst hatte mich vor Jahren (1967) nach dem Beispiel von Hugo SPATZ (1931) orientiert. Er hatte die Ausbreitungsmuster der Hauptmanifestationsformen der Encephalitis beim Menschen erarbeitet; ich selbst konnte sechs Ausbreitungsformen der Myokarditis darstellen. Untersucht man genügend genau, d. h. das Herz an sog. Teststellen, kann man auch ohne Kenntnis etwaiger Laboratoriumsdaten sagen, welche ursächlichen Faktoren in Frage kamen. Mein früherer Mitarbeiter Professor Walter HOFMANN (1971) hat ganz ähnliche Untersuchungen an 250 Herzen von Haustieren durchgeführt und ist zu nahezu ganz übereinstimmenden Ergebnissen gekommen. Man kann also durch geduldige und aufwendige, topologisch geordnete Untersuchungen der Herzen von Mensch und Veterinae unter Berücksichtigung der Qualität sog. Entzündungszellen mit der für diese Dinge gültigen Sicherheit sagen, welcher Typus einer Myokarditis – bakterielle, virale, granulomatöse, parasitäre oder infektallergische – vorliegt.

Eine zweite große Gruppe von Erkrankungen gleichsam jenseits der spektakulären Entzündungsprobleme betrifft die *Arteriosklerose*. Die anthropozentrische Betrachtungsweise stellt die Hauptschwierigkeit dar, die der Anwendung der vergleichenden Methode im Wege steht (GRÜNBERG 1965). Während bei den Frühformen sog. Gefäßsklerosen vorwiegend einheitliche, auch mit den Ereignissen beim Menschen übereinstimmende Vorgänge, nämlich flüssigkeitsreiche, eiweißführende, zunächst fettarme Sickerstraßen an der Intima-Media-Grenze in Szene gehen, alsdann Polymerisationsprodukte aus Mukopolysacchariden und Fibrinogen das Feld behaupten (HOFMANN 1971), findet sich in fortgeschrittenen Fällen die spezieseigentümliche Differenzierung: Reptilien zeigen Kalkspangen ähnlich der Mönckebergschen Sklerose beim Menschen, große Wassersäuger erwerben Lipidstraßen der Aorta und stenosierende Cerebralsklerosen, bei Thunfischen entstehen während der reproduktiven Phase diskordante histiozytäre Plaques ähnlich den Befunden bei juveniler Coronarsklerose des Menschen. Das Atherom des Papagai, die grotesken Skleratheromatosen der White-Carneau-Tauben sind „sprichwörtlich". Herr College DAHME (1968) hatte mir die Aortenpräparate von einer 19jährigen „Schweine-Dame" geschenkt. Ich finde keine Unterschiede zu einem vergleichbar alten (57 Jahre) Menschen. Alles in allem: Die Schlagaderwände der warmblütigen Wirbeltiere präsentieren als vergleichsweise einfach gebaute Mesenchymschläuche eine Monotonie der geweblichen Antwort, und zwar auf die verschiedensten Reize hin. Danach lehrt die vergleichende Betrachtung der Arteriosklerose, daß es nur zwei durchgehende Hauptformen gibt: eine vorwiegend passiv-perfusorische und eine an kritische Lebensabschnitte gebundene aktiv-proliferative, zellreiche, stenosierende!

Wir kommen zum Schluß:
Gibt es genaugenommen nur Krankheiten, die beim Menschen vorkommen, und nur solche, die an die Veterinae gebunden sind? Ich möchte die Antwort absicht-

lich kurz machen und keine Besonderheiten ansprechen: Wir kennen *nur* beim Schwein die Schweinepest (DOBBERSTEIN 1964), und wir kennen *nur* beim Menschen den fieberhaften Rheumatismus am Herzen (mit Aschoffschem Knötchen, Anitschkow-Zellen, einigen Riesenzellen nach COOMBS und fibrinoider Nekrose; DOERR 1972).

Das ist ebenso wunderbar wie schwer erklärlich!

Geradezu erregend für den vergleichenden Pathologen sind die *Großen Entsprechungen* zwischen tierischer und menschlicher Pathologie, nämlich

einmal und seit Jahr und Tag bekannt
Degeneratio hepato-lenticularis, die Wilsonsche Krankheit durch Kupferspeicherung – sog. Kartoffelleber mit Linsenkerndegeneration,
oder parallel hierzu
der Schweinsberger Pferdekoller und die Dunziekte in Südafrika verbunden mit elephantiastischer Leberzirrhose (RÖSSLE 1930);

zum anderen aber
Jacob-Creutzfeldtsche Krankheit (Kurú, Gerstmann-Sträußler-Syndrom) und „slow-virus-Pathologie", nämlich die spongiformen Encephalopathien (mit allem Beiwerk: Scrapie und manches andere) und der eigenartigen Prionhypothese (KRETZSCHMAR und DAHME 1990; KARCHER 1990).

Die Dinge sind in voller Bewegung. Konflikte schaffen jene Spannungsfelder, aus denen wahre Wissenschaft hervorgeht (DAHME 1982). Natürlich werden Fragen der Veterinärmedizin nicht nur ärztlich beurteilt; bei Haus- und Nutztieren sind oft züchterische Intentionen bestimmend. Aber wir Pathologen – Ihres oder unseres Standortes – sind doch wohl Biologen. Alle Logik, alle Mathematik, aber auch alle Psychologie sind irgendwie unanschaulich. Biologie aber ist ihrem Wesen nach ganz Anschauung. Ohne Anschauung keine Weltanschauung. Wer zum Sehen geboren, zum Schauen bestellt ist, findet leichter Zugang zu den Naturwissenschaften. Nur wer die Planmäßigkeit der Lebensvorgänge erforscht und deren wechselvolle Bedeutung begreift, ist ein „gelernter" Pathologe. Die Besonderheiten des Lebens beruhen nicht auf einem chemischen Mysterium, sondern auf Organisiertheit. Das Gefüge des Lebens ist ein Problem der Ordnung. Es handelt sich um ein Problem der Gestalt. Alles Leben ist an Gestalten gebunden. Wird eine Wissenschaft mit aller Innigkeit des Herzens und Verstandes betrieben, zeitigt sie echte Bildungswerte. Gerade diese lassen sich in beglückender Weise aus der Interaktion unserer wesensverwandten Fächer herleiten. *Das ist der Kern dessen, was ich vor Ihnen ausbreiten wollte.*

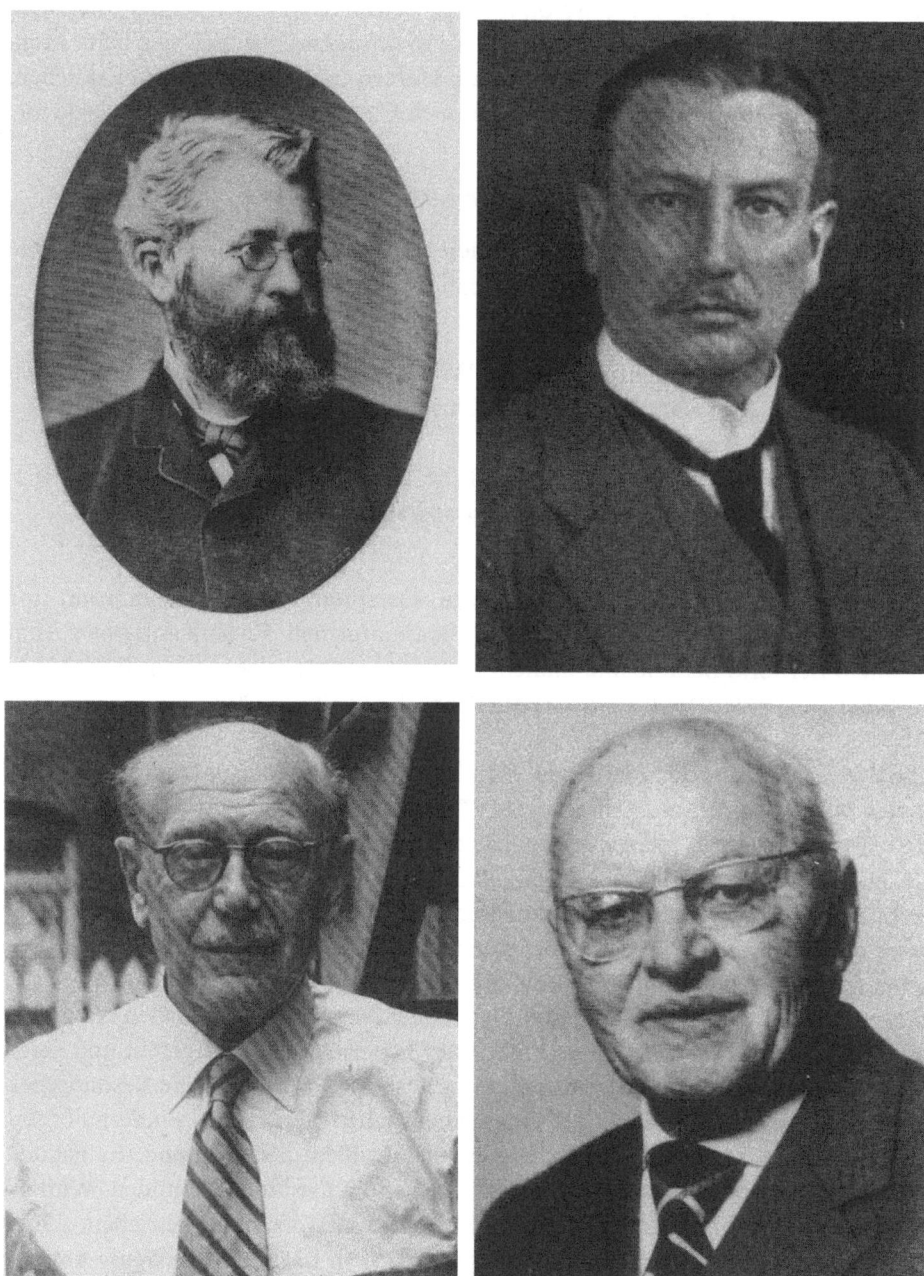

Oben links: OTTO VON BOLLINGER, München; *oben rechts:* ERNST JOEST, Leipzig; *unten links:* FOLKE HENSCHEN, Stockholm; *unten rechts:* PAUL COHRS, Hannover

Literaturverzeichnis

A. Stichwortartige Anmerkungen zu den Persönlichkeiten *zwischen* den Fächern:

BANG, Bernhard, geb. am 7. 6. 1848 in Sörö (auf Seeland)
BIRCH-HIRSCHFELD, Felix-Victor, geb. am 2. 5. 1842
BOLLINGER, Otto von, geb. am 2. 4. 1843 in Altenkirchen/Pfalz
COHRS, Paul, geb. am 22. 8. 1897 in Oederan (Sachsen)
HENSCHEN, Folke, geb. am 7. 11. 1881 in Uppsala
HEUSINGER, Carl-Friedrich von, geb. am 28. 2. 1792 in Farnroda (Thüringen)
JOEST, Ernst, geb. am 14. 2. 1873 in Wallefeld (Sachsen)

B. Im Text zitierte Autoren in alphabetischer Folge:

BELL, W. B.: Further studies on the production of bovine hyperkeratosis by the administration of a lubricant. The Virginia Journal of Science, July 1952, p. 169
BIRCH-HIRSCHFELD, F. V.: Lehrbuch der Pathologischen Anatomie. 1. Auflage 1877; 4. Auflage 1889; 5. Auflage 1896, cf. Bd. II, S. 337. Leipzig: F.C.W. Vogel 1877
BOLLINGER, O. von: Wandlungen der Medizin und des Ärztestandes in den letzten 50 Jahren. Rede beim Antritt des Rektorates der Ludwig-Maximilians-Universität, gehalten am 28. November 1908. München: Kgl. Hof- u. Univers. Druckerei Dr. E. Wolf u. Sohn 1908
BORCHERT, A.: Krankheiten der Honigbiene. 5. Auflage. Leipzig: Liedloff, Loth u. Michaelis 1950
DAHME, E.: Das Schwein, ein Versuchstier für die experimentelle Arterioskleroseforschung. Zschr. f. d. ges. experimentelle Medizin 145:305–311 (1968)
DAHME, E.: Die Pathologie des Nervensystems im Wandel von Kausalität und Interpretation. Zbl. Veterinärmedizin 35:74–80 (1982)
DALCHOW, W.: Mykobakteriose beim Schwein durch Verfütterung von Teigabfällen. Tierärztl. Umschau 43:62–74 (1988)
DOBBERSTEIN, J.: Vergleichende Beobachtungen zur Leukose bei Mensch und Tier. Zbl. Path. 97:93 (1957/8)
DOBBERSTEIN, J.: Beiträge zur Phylogenese der Entzündung der Wirbeltiere. Abh. Dtsch. Akad. Wissenschaften Berlin, Klasse f. Medizin, Jahrgg. 1960 Nr. 4. Berlin: Akademie-Verlag 1960
DOERR, H. W.: Beiträge zur Epidemiologie von Infektionskrankheiten am Modell der humanen Herpesviren. Sitzungsber. Heidelberger Akad. Wissenschaften, Mathemat.-naturwiss. Kl. Berlin Heidelberg New York: Springer 1978
DOERR, W.: Anthropologie des Krankhaften aus der Sicht des Pathologen. In: H. G. GADAMER u. P. VOGLER: Neue Anthropologie Bd. 2, S. 386–427. Stuttgart: Thieme 1972
DOERR, W.: Homologiebegriff und pathologische Anatomie. Virchows Archiv A 383: 5–29 (1979)
DOERR, W.: Umrisse einer Krankheitslehre, anthropologische Aspekte. In: W. DOERR, W. HOFMANN, A. J. LINZBACH, K. ROTHER u. F. SEITELBERGER: Neue Beiträge zur Theoretischen Pathologie. Berlin Heidelberg New York: Springer 1981, S. 56
DOERR, W.: Evolutionstheorie und pathologische Anatomie. Verh. Dtsch. Ges. Path. 67:663–684 (1983)

ERNST, P.: Julius Arnold in seinen Arbeiten. Sitzungsber. Heidelberger Akad. Wissenschaften, Mathemat.-naturwiss. Kl., Abt. B, 1916, 5. Abhandlung. Heidelberg: C. Winter 1916

GOVAN, A. D. T., MACFARLANE, P. S., und R. CALLANDER: Allgemeine Pathologie. Ein Bilderlehrbuch. Berlin Heidelberg New York: Springer 1991

GRÜNBERG, W.: Arteriosklerose bei Wildtieren. Ergebnisse und Probleme der vergleichenden Arterioskleroseforschung. Klin. Wschr. 43:479–488 (1965)

GSELL, O.: Katzenkratzkrankheit. In: O. GSELL und W. MOHR: Infektionskrankheiten, Bd. I/1, S. 859. Berlin Heidelberg New York: Springer 1967

HARMS, J.: Individualzyklus als Grundlage für die Erforschung des biologischen Geschehens. Schriften der Königsberger Gelehrtengesellschaft, 1. Jahrg., Heft 1, S. 1. Berlin: Deutsche Verlagsanstalt 1924

HEILBORN, E.: Das Tier Jehovas. Ein kulturhistorischer Essay. Berlin: Gg. Reimer 1905

HIRSCHSPRUNG, H.: Eine eigenthümliche Localisation des Rheumatismus acutus im Kindesalter. Jahrb. Kinderhk. NF 15:324–336 (1880)

HOF, H.: Epidemiologie der Salmonellose im Wandel. Dtsch. med. Wschr. 116:545–547 (1991)

HOFMANN, W.: Zur vergleichenden Pathologie der Frühformen der Aortensklerose. Virchows Archiv A 352:246–254 (1971a)

HOFMANN, W.: Zur vergleichenden Pathologie nichtentzündlicher Gefäßerkrankungen bei Mensch und Tier. Ärztliche Forschung 25:154–166 (1971b)

HOFMANN, W.: Medionecrosis aortae idiopathica microcystica als Ursache spontaner Aortenrupturen beim Hund. Tierärztl. Umschau 1971:308 (1971c)

HOFMANN, W.: Entzündliche Erkrankungen des Myokard der Tiere. Stuttgart: F. Enke 1971d

HOFMANN, W.: Mikrodissektion der Aorta mit hypovolämischem Schock als plötzliche Todesursache beim Hund. Die Kleintierpraxis 17:163–165 (1972)

IPPEN, R.: Vergleichende pathologische Untersuchungen über die spontane und experimentelle Tuberkulose der Kaltblüter. Abh. Deutsche Akademie der Wissenschaften zu Berlin, Klasse für Medizin, Jahrgang 1964, Nr. 1. Berlin: Akademie-Verlag 1964

JOEST, E.: Darstellung der Bornaschen Krankheit des Pferdes und der Joest-Degenschen Kerneinschlußkörperchen. Joests Handbuch Bd. 2 (2. Auflage) 1937, S. 654, Fig. 260

JORDAN, R.: Kleine Bienenkunde. 3. Auflage. München-Basel-Wien: Bayerischer Landwirtschaftsverlag 1963

JUSATZ, H. J.: Grundlagen und Grundbegriffe der Geomedizin. Geographische Zeitschrift 70:11–24 (1984)

KANT, I.: Die drei Kritiken. Stuttgart: Kröner 1952 (Nachdruck)

KAISER, H. E.: Artspezifische Untersuchungen über die Carcinogenese. Arch. Geschwulstforschung 25:18 (1965)

KARCHER, H. L.: Prionen zerstören das Gehirn. Selecta 12. October 1990

KNAPP, W.: Pseudotuberkulose. In: O. GSELL und W. MOHR: Infektionskrankheiten, Bd. II/1, S. 368. Berlin Heidelberg New York: Springer 1968

KÖBERLE, A.: Vergebung und neues Leben. Stuttgart: Quellverlag 1979, S. 104

KÖHLER, H.: Pathologisch-anatomische Befunde bei der experimentellen Hyperkeratose der Haustiere. Dtsch. tierärztl. Wschr. 60:316–320 (1953)

KÖHLER, H.: Zur Hyperkeratose bei Haustieren, eine Folge der Anwendung von Holzschutzmitteln. Arch. Exp. Veterinärmedizin VIII:160–198 (1953)

KRETZSCHMAR, H. A. und E. DAHME: BSE Die spongiformen Enzephalopathien und die Prionhypothese. Deutsches Ärzteblatt 87 Heft 38, 20. September 1990

KRIEG, H.: Vertebraten- und Invertebratengeschwülste aus der Sicht einer vergleichenden Krankheitsforschung. Arch. Geschwulstforschung 41:263 (1973)

KRIEG, K.: Experimentelle Kanzerogenese bei Mollusken. Arch. Geschwulstforschung 33:255 (1969)

NORDMANN, M. und W. DOERR: Die pathologische Anatomie der Tularämie mit besonderer Berücksichtigung primärer Lungenbefunde. Virchows Archiv 313:66–88 (1944/45)

OLAFSON, P. and K. MCENTEE: The experimental production of hyperkeratosis (x-disease) by feeding of processed concentrate. The Cornell Veterinarian 41:107–109 (1951)

PFLUGFELDER, O.: Geschwulstbildungen bei Wirbellosen und niederen Wirbeltieren. Strahlentherapie 93:181 (1954)

POHLENZ, J.: Paratuberkulose (Krankheiten der Wiederkäuer). In: L. C. SCHULZ: Krankheiten der Haustiere, Teil II. Jena: G. Fischer 1991, S. 76

RÖSSLE, R.: Otto v. Bollinger. Verh. Deutsche Path. Gesellschaft 14:368–370 (1910)

RÖSSLE, R.: Entzündungen der Leber. In: Fr. HENKE und O. LUBARSCH: Handb. spez. path. Anatomie, Bd. 5/I. Teil. Berlin: Julius Springer 1930, S. 330 *und* 467

SCHÄPERCLAUS, W.: Fischkrankheiten, Teil 2. Akademie-Verlag: Berlin 1979, 4. Abhandlung

SCHARRER, B. und M. SZABÓ-LOCHHEAD: Tumors in the invertebrates: a review. Cancer Res. 10:403 (1950)

SEITZ, H. M.: Die Anisakidose (Heringswurmkrankheit). Dtsch. Ärzteblatt 87:3116–3122 (1990)

SPATZ, H.: Encephalitis. In: W. SPIELMEYER: Anatomie der Psychosen. Berlin: Julius Springer 1930, S. 157

STARCK, D.: Einige Ergebnisse der vergleichenden Anatomie und ihre Bedeutung für die Pathogenese. In: H. SCHIPPERGES: Pathogenese. Berlin Heidelberg New York: Springer 1985, S. 107–117

ZANDER, E.: Krankheiten und Schädlinge der erwachsenen Bienen. Ulmer: Schädlinge 1947, 5. Auflage

C. Nachweis der Veterinärpathologen-Tagungen, die als solche angesprochen worden sind. *Achtung:* Die Namen der im Ductus dieser Verhandlungen genannten Autoren sind *hier* nicht mehr angeführt. Die Aussagen sind aber leicht in den Tagungsreferaten nachzusehen.

Datum	Ort	Referenz
3. Juni 1952	Freiburg i. Br.	Zbl. Path. 89:278 (1952/53)
30. Mai 1953	Marburg/Lahn	Zbl. Path. 90:497 (1953)
6. August 1954	Hamburg	Zbl. Path. 93:314 (1955)
1. Juni 1955	Zürich	Zbl. Path. 94:400 (1955/56)
11. April 1956	Düsseldorf	Zbl. Path. 95:478 (1956)
7. Juni 1960	München	Zbl. Path. 102:55 (1961)
23. Mai 1961	Münster/W.	Zbl. Path. 103:253 (1961/62)
23. Mai 1962	Dortmund	Zbl. Path. 104:585 (1962/63)
4. Juni 1963	Basel	Zbl. Path. 105:546 (1963/64)
31. März 1964	Salzburg	Berliner u. Münchner Tierärztl. Wschr. 77:250 (1964)
26. April 1966	Heidelberg	Zbl. Path. 192:548 (1966)
16. Mai 1972	Graz	Berliner u. Münchner Tierärztl. Wschr. 85:397 (1972)
12. Juni 1973	Karlsruhe	Berliner u. Münchner Tierärztl. Wschr. 87:56 (1974)
28. Mai 1974	Interlaken	Berliner u. Münchner Tierärztl. Wschr. 87:442 (1974)
20. Mai 1975	Kiel	Berliner u. Münchner Tierärztl. Wschr. 89:37 (1976)
27. Mai 1980	Bremen	Berliner u. Münchner Tierärztl. Wschr. 94:37 (1981)
9. Juni 1981	Innsbruck	Berliner u. Münchner Tierärztl. Wschr. 95:17 *u.* 36 (1982)
24. Mai 1983	Luzern	Berliner u. Münchner Tierärztl. Wschr. 97:182 (1984)

D. Danksagung: Herr Ltd. Vet. Dir. Dr. Gessler, Vorstand des Staatlichen Instituts für Tierhygiene, Heidelberg, hatte mir erlaubt, die Fachbibliothek seines Hauses unbeschränkt zu benutzen. Hierfür habe ich besonders zu danken.

Sitzungsberichte der Heidelberger Akademie der Wissenschaften
Mathematisch-naturwissenschaftliche Klasse

Die Jahrgänge bis 1921 einschließlich erschienen im Verlag von Carl Winter, Universitätsbuchhandlung in Heidelberg, die Jahrgänge 1922–1933 im Verlag Walter de Gruyter & Co. in Berlin, die Jahrgänge 1934–1944 bei der Weißschen Universitätsbuchhandlung in Heidelberg. 1945, 1946 und 1947 sind keine Sitzungsberichte erschienen.

Ab Jahrgang 1948 erscheinen die „Sitzungsberichte" im Springer-Verlag.

Inhalt des Jahrgangs 1989:
1. K. zum Winkel. Zur Problemgeschichte der Klinischen Radiologie. DM 19,–.
2. W. Doerr. Über den Krankheitsbegriff – dargestellt am Beispiel der Arteriosklerose. DM 53,–.
3. E. Mosler, W. Folkhard, W. Geercken, E. Knörzer, H. Nemetschek-Gansler, Th. Nemetschek, M. H. J. Koch, P. P. Fietzek. Strukturdynamik nativer und künstlich vernetzter Sehnenfasern. DM 19,80.
4. E. K. F. Bautz, J. R. Kalden, M. Homma, E. M. Tan (Eds.). Molecular and Cell Biology of Autoantibodies and Autoimmunity – Abstracts, 1st International Workshop, July 27–29, 1989, Heidelberg. DM 56,–.
5. R. Bayer, P. Schlosser, G. Bönisch, H. Rupp, F. Zaucker, G. Zimmek. Performance and Blank Components of a Mass Spectrometric System for Routine Measurement of Helium Isotopes and Tritium by the ^{3}He Ingrowth Method. DM 25,–.

L. Arab-Kohlmeier, W. Sichert-Oevermann, G. Schettler. Eisenzufuhr und Eisenstatus der Bevölkerung in der Bundesrepublik Deutschland. Supplement. DM 80,–.

Inhalt des Jahrgangs 1990:
1. M. Becke-Goehring. Freunde in der Zeit des Aufbruchs der Chemie. Der Briefwechsel zwischen Theodor Curtius und Carl Duisberg. DM 48,–.
2. G. Conte, F. Giannessi, M. Cornali. Hemodynamics and the Development of Certain Malformations of the Great Arteries. – B. Chuaqui. Comments. DM 19,–.
3. F. Linder, J. Steffens, M. Ziegler. Surgical Observations and Their Consequences. DM 15,–.
4. A. Mangini, A. Eisenhauer, P. Walter. The Relevance of Manganese in the Ocean for the Climatic Cycles in the Quaternary. DM 18,–.
5. H. Mohr. Der Stickstoff – ein kritisches Element der Biosphäre. DM 25,–.
6. F. Vogel. Humangenetik und Konzepte der Krankheit. DM 18,–.
7. H. Zehe. „Gott hat die Natur einfältig gemacht, sie aber suchen viel Künste". Goethes Reaktion auf die Fraunhoferschen Entdeckungen. DM 26,50.

R. Bernhardt, Z. Feng, J. Siegrist, P. Cremer, Y. Deng, G. Dai, G. Schettler. Die Wuhan-Studie. Eine prospektive Vergleichsstudie über Risikofaktoren und Häufigkeit der koronaren Herzerkrankung bei 40- bis 60jährigen chinesischen und deutschen Arbeitern. Supplement. DM 42,–.

K. Beyreuther, G. Schettler (Eds.). Molecular Mechanisms of Aging. Supplement. DM 54,–.

J. Harenberg, D. L. Heene, G. Stehle, G. Schettler (Eds.). New Trends in Haemostasis. Coagulation Proteins, Endothelium, and Tissue Factors. Supplement. DM 68,–.

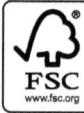

MIX
Papier aus verantwortungsvollen Quellen
Paper from responsible sources
FSC® C105338

If you have any concerns about our products,
you can contact us on
ProductSafety@springernature.com

In case Publisher is established outside the EU,
the EU authorized representative is:
**Springer Nature Customer Service Center GmbH
Europaplatz 3, 69115 Heidelberg, Germany**

Printed by Libri Plureos GmbH
in Hamburg, Germany